MALADIES DES INDES ORIENTALES.

DE LA NATURE ET DU TRAITEMENT

DU RAJAH

OU ANTHRAX NON PESTILENTIEL

ENDÉMIQUE A LA CÔTE COROMANDEL

ET PARTICULIÈREMENT A PONDICHÉRY,

Par le Docteur A. COLLAS,

Second Médecin en chef de la marine,
Chef du service de santé des Établissements français dans l'Inde.

PONDICHÉRY

E.-V. GÉRUZET, IMP. DU GOUVERNEMENT

1860

1861

DE LA NATURE ET DU TRAITEMENT

DU RAJAH

OU ANTHRAX NON PESTILENTIE

On désignait, il n'y a pas encore longtemps, so
le nom d'*Anthrax (carbunculus)* deux affections qui
n'avaient de commun que leur siége dans le
tissu cellulaire sous-cutané dont elles provoquaient la
mortification et d'être des tumeurs perpendiculaires
de la peau. Dupuytren les a séparées et, avec lui,
les pathologistes, pour les différencier, donnent à
l'une d'elles le nom d'*Anthrax bénin*, et à l'autre,
celui d'*Anthrax malin* ou *pestilentiel*. Dans la première, pour le plus grand nombre des auteurs,
la gangrène qui s'empare de la tumeur serait le résultat d'une inflammation franche mais excessive et
de l'étranglement dés parties malades provoqué par
des dispositions anatomiques, tandis que, dans la seconde, elle serait le résultat de l'essence même d'une
maladie éminemment contagieuse.

Si, pendant un séjour de près de douze ans à la
côte Coromandel, il ne m'a pas été donné d'observer
un seul cas d'affection charbonneuse pestilentielle
sur les hommes ou sur les animaux, ce qui, pour le
dire en passant, montre que la chaleur n'est pas le
seul élément à invoquer pour expliquer pourquoi

ces affections se montrent dans nos pays plutôt dans la saison chaude qu'à d'autres époques, en revanche, j'ai eu à traiter un grand nombre d'Anthrax que l'on ne peut classer que parmi les Anthrax bénins, mais qui, dans l'état actuel de la science, en diffèrent assez pour permettre de les considérer comme une variété de cette maladie et autoriser à faire une description particulière de l'*Anthrax indien*.

Pour les médecins dignes de ce nom, pour qui les maladies ne sont plus des abstractions qu'on doive traiter en s'astreignant à suivre servilement les formules des auteurs, et qui, tout en s'inquiétant de l'état général de leurs malades, ne négligent pas les lésions locales, l'interprétation des articles que Sanson (1), Rayer (2), Marjolin (3), Fabre (4), Vidal (5), etc., ou M. Nélaton (6), dont les doctrines sont opposées à celles de ces chirurgiens, ont consacrés à l'étude de l'Anthrax, tel qu'on l'observe en Europe, suffira pour que le traitement de l'*Anthrax indien*, dans ce qu'il a de spécial, ne soit jamais pour eux l'occasion d'un regret. Ils comprendront que la constitution atone des Hindous, mal faite pour supporter les émissions sanguines, ne réclame pas un traitement antiphlogistique énergique, dont, même alors qu'il serait modéré, on pourrait contester la valeur, puisque la maladie doit fatalement se terminer par la mortification (Sanson, Marjolin, Nélaton) ; cherchant en vain ces retentissements fébriles énergiques, ces gastro-entérites aiguës dont Sanson, écrivant probablement plus sous la pression des doctrines de son époque que sous celle

---

(1) *Dictionnaire de médecine et de chirurgie pratique.* Vol. III.

(2) *Traité théorique et pratique des maladies de la peau.* Tome II, p. **12.**

(3) *Dictionnaire de médecine*, répertoire, etc. Vol. III.

(4) *Dictionnaire des dictionnaires.* Cet article est une compilation des précédents.

(5) *Traité de pathologie externe.* Vol. I, p. 172 (1re édition).

(6) *Éléments de pathologie externe.* Vol. I, p. 382.

de la réalité, menace les individus atteints d'Anthrax, ils abandonneront un être de raison et s'ils n'ont pas immédiatement recours à ces moyens qui tonifient et reconstituent la constitution, du moins ils n'oublieront pas qu'ils ne tarderont pas à avoir affaire à un malade destiné à passer par les rudes épreuves de la douleur, de l'immobilité et d'une suppuration excessive, et qu'ils auront à se réjouir de n'avoir à traiter d'autre débilité que celle qui est le fait de la maladie. Mais comme les jeunes médecins à qui cette expérience manque, qui n'ont que peu de livres, ne peuvent que se soumettre au *dixit magister* auquel, comme règle générale, ils auront toujours raison d'obéir, je doute qu'en matière d'*Anthrax* ████, maladie peu grave en France, l'*autorité* des grands praticiens que j'ai cités plus haut soit un guide suffisant pour diriger ceux d'entre eux qui auraient à en traiter, et qu'entre la doctrine exclusivement physiologique de MM. Sanson, Marjolin, Vidal de Cassis, Rayer, et celle de la temporisation que prescrit M. Nélaton, ils puissent arriver à être utiles à leurs malades.

C'est en partie pour eux que j'ai rédigé cette note, afin que, lorsque dans les Établissements français de l'Inde, à bord des navires à émigrants, dans nos colonies de la Réunion, de la mer des Antilles où les coulis ou travailleurs de l'Inde transporteront probablement les aptitudes morbides de leur race, ils auront à traiter des *Anthrax indiens*, ils n'aient pas à déplorer de n'avoir pas pu s'inspirer des conseils de l'expérience et pour que l'on ne leur reproche pas des morts que, jusqu'à ce jour encore, peu de personnes savent tenir à l'essentialité de l'affection.

C'est encore dans l'intérêt général de la science médicale, en particulier de cette partie si importante qui constitue la géographie médicale, mais surtout pour les médecins natifs dont je dirige l'instruction, pour les habitants des deux races, blanche et fuligineuse, qui habitent nos Établissements dans l'Inde, que je livre ces lignes à l'impression. Les premiers, destinés à faire pénétrer la civilisation dans les masses les plus ignorantes de la terre, se familiariseront avec un traitement qu'il sera de leur devoir de populariser; les autres comprendront qu'une maladie trop souvent mortelle par les retards qu'apportent l'apathie, le fatalisme, la confiance aux arcanes du charlatanisme, cessera de l'être dès qu'ils auront recours de bonne heure à la science des médecins européens.

Comme j'écris pour des médecins jeunes encore et dont, par conséquent, l'expérience n'est pas complète, ou pour des médecins natifs dont l'éducation n'est pas faite, l'on me pardonnera d'entrer dans des détails qui auraient été inutiles si je n'avais en d'autre but que de faire remarquer en quoi, par sa nature, ses symptômes et le choix du traitement le plus fructueux, l'*Anthrax indien* différait de l'Anthrax bénin d'Europe et en constituait une variété.

En langue tamoule, selon le dialecte parlé, l'*Anthrax indien* se nomme *Rajah* (Radja) ou *Rasa*. Ce mot, qui signifie *roi* ou *souverain*, a été donné à cette affection, soit parce que l'Anthrax est aux furoncles ce que le Rajah est pour la vile multitude, soit plutôt parce que c'est une maladie qui termine souvent la vie des personnes riches et oisives, telles que les rajahs et les riches qui vivent en rajahs (1). On le nomme encore *Raja-pulaway* et *Rasa-pulaway*

(1) Un médecin natif me disait que les habitants s'étonnaient de voir que cette maladie qui, *autrefois*, était, avec le diabète, un des priviléges de la richesse, atteignait aujourd'hui les individus des classes pauvres. Il est probable que les habitants, comme mon médecin, se basaient plutôt sur des notions étymologiques que sur celles de l'expérience.

(*Raja* ou *Rasa*, royal et *Pulaway*, ulcère), probablement de la même manière que l'on a nommé l'ictère,
morbus-regius (1), l'épilepsie, *morbus-sacer*, etc.
On l'appelle encore *Pakkah-pulaway* (*pakkah* le
côté); en hindostany on le désigne par *Radjpora*.

Le Rajah ou *Anthrax indien* est une affection en-
démique à Pondichéry, à la côte Coromandel et vrai-
semblablement dans toute l'Inde, bien qu'à son sujet
le silence des auteurs qui ont écrit sur les maladies du
pays soit complet, probablement parce qu'ils n'ont
pas cru devoir la séparer de l'Anthrax que l'on observe
en Europe. Depuis quelques années, sans que je puisse
dire qu'il soit passé à l'état épidémique, l'*Anthrax
indien* se manifeste avec une assez grande intensité
pour que j'en aie presque constamment un ou deux
cas en traitement.

En général, les pathologistes classent l'Anthrax
parmi les éruptions furonculeuses; pour eux, il
ne diffère du furoncle qu'en ce que celui-ci est constitué par l'inflammation et la gangrène de l'un de ces
prolongements du tissu cellulaire sous-cutané qui
pénètre dans les aréoles du derme en accompagnant
les nerfs et les vaisseaux qui s'y ramifient, tandis que
l'Anthrax est le résultat de l'inflammation et de la mort
par excès d'inflammation, aussi bien que par étranglement, de plusieurs de ces mêmes prolongements.

Cette inflammation, que, jusqu'à ce jour, les pathologistes, sans nier d'une manière trop absolue l'influence des causes générales, ont considérée, comme
étant plutôt sous la dépendance de causes locales que
de causes générales, n'a pour eux aucun caractère

---

(1) Il est fort curieux de voir que, dans les *Pouranas*, l'ictère soit
un mal royal, la maladie du roi Pandion, et que, dans l'Inde, l'ictère
ait gardé ce nom. Il ne serait donc pas étonnant que ce terme de
morbus regius vînt, comme tant d'autres choses, de l'Inde et n'ait
pas été appliqué à l'ictère, comme le veulent certains étymologistes,
en raison de la couleur d'or ou couleur royale qu'offrent les icté-
riques.

spécial. Il n'en est plus de même pour M. Nélaton qui la considère comme provoquée par l'épanchement d'une sécrétion pseudo-membraneuse qui, après avoir passé par diverses périodes, constitue soit le bourbillon du furoncle, soit la masse qu'élimine le cratère de l'Anthrax.

Je me range à cette manière de voir et je définis l'*Anthrax indien* une maladie locale, spécifique, non contagieuse, se développant sous l'influence d'un affectus général de l'économie, déterminée par l'épanchement dans les mailles du *tissu cellulaire sous-cutané* d'une sécrétion pseudo-membraneuse qui, le frappant de nécrosie, provoque une inflammation ulcérative de la peau et sa gangrène par défaut d'influx vital. Autrement dit, l'*Anthrax indien*, de même que l'Anthrax européen, est la diphthérie du tissu cellulaire sous-cutané.

Cette manière d'envisager l'Anthrax est en opposition avec la plupart des doctrines reçues. Cependant, si satisfaisantes qu'elles soient pour quelques auteurs, je doute qu'elles puissent servir à infirmer les faits sur lesquels s'est basé M. Nélaton pour les combattre. Cet habile praticien prouve, en effet, que, dans le furoncle qu'il considère comme l'élément de l'Anthrax, l'étranglement du tissu cellulaire n'est pas possible, que le bourbillon est un produit de sécrétion pseudo-membraneuse, et que son odeur non gangréneuse, l'absence d'organisation, son volume plus considérable que celui qu'aurait le tissu cellulaire, s'il était frappé de mort, repoussent toute idée de gangrène.

Il est certain que le séquestre du tissu cellulaire n'a pas, dans un Anthrax, la fétidité de la gangrène : les auteurs qui croyaient à la gangrène du tissu cellulaire par excès d'inflammation et par étranglement, l'avaient déjà constaté mais sans songer à tirer partie de leur observation. C'est ainsi que Marjolin dit : « Le tissu cellulaire exhale, ainsi que la peau, une odeur fétide; ce n'est pas cependant celle qui appartient aux substances animales en putréfaction. Il ne prend pas une teinte noire comme dans les autres espèces de gangrènes; il conserve à peu près sa couleur naturelle ; quelquefois, cependant, il présente une teinte grisâtre. »

Le volume de ce séquestre, plus considérable que celui du tissu cellulaire de la partie affectée, ne peut s'expliquer que par son imbibition, par l'épanchement d'un liquide qu'avec M. Nélaton je regarde comme analogue à celui de la diphthérie.

J'ai été plus d'une fois frappé de l'excessive analogie qu'il y a entre l'aspect du tissu cellulaire siége d'un Anthrax, et celui des portions de muqueuse intestinale imprégnée de cette sécrétion diphthérique qui constitue une forme de dysenterie que j'ai observée l'an dernier à Pondichéry et qui a été si bien décrite par le docteur Bleeker de Java (1). Rien, non plus, ne ressemble davantage aux ulcères qui succèdent à l'élimination des portions de muqueuse et de tissu cellulaire sous-muqueux du gros intestin imprégnées de la sécrétion diphthérique, que ceux que l'on observe quand le tissu cellulaire atteint dans l'Anthrax s'est complètement détaché.

Mais la doctrine que je professe diffère de celle de M. le docteur Nélaton en ce sens que, pour moi, l'Anthrax a son siége, sinon dans le tissu cellulaire sous-cutané seul, du moins, dans ce tissu et dans ses prolongements intra-aréolaires, tandis que celui du furoncle serait, exclusivement, dans ces prolongements et que je n'admets pas, avec lui, que le bourbillon du furoncle et le *gâteau* à éliminer dans l'Anthrax ne soient pas constitués par le tissu cellulaire. « S'il en était autrement, » dit M. Nélaton, « on retrouverait la plupart des éléments de l'organe

---

(1) *De Dysenterie van enn pathologisch-anatomisch en practish stan put beschouwe*, door Doctor P. Bleeker. — Batavia, 1849.

qui a été privé de vie, les vaisseaux principalement. »

Il est probable que si, au lieu de conclure du furoncle à l'Anthrax, M. Nélaton avait procédé de l'Anthrax au furoncle, il eût professé une autre opinion. Il est, en effet, impossible d'admettre que le gâteau qui est éliminé par le cratère de l'Anthrax ne soit pas le tissu cellulaire imprégné et nécrosé, puisqu'après cette élimination, le fond du cratère est contitué par les aponévroses et que Marjolin les a même vues perforées. Évidemment, si dans le bourbillon du furoncle, comme dans la masse nécrosée de l'Anthrax, toute trace d'organisation a disparu, c'est que les éléments constituants du tissu cellulaire ont été tellement imprégnés par la sécrétion pseudo-membraneuse, qu'ils ont été complètement désagrégés, ainsi que cela se passe dans la dysenterie diphthérique dont j'ai parlé plus haut pour la muqueuse et le tissu cellulaire du colon dont les portions imprégnées de la sécrétion diphthérique et qui sont éliminées ont perdu toute trace d'organisation.

Mais l'Anthrax et le furoncle, conformément aux doctrines ayant cours dans la science, ne constituent-ils qu'une seule et unique maladie recevant une appellation différente selon qu'elle est plus ou moins étendue (1)?

A la côte Coromandel, rien n'est plus commun que les furoncles ; il n'est pas d'Européen qui, dans un délai d'un à trois ans, quelquefois, mais bien rarement plus tard, n'ait eu à passer par les angoisses d'une éruption furonculeuse. Toujours nombreux, se comptant souvent par centaines, n'ayant pas de siége de prédilection, les furoncles se divisent, ici, en deux espèces ; l'une est notre véritable furoncle,

---

(1) Le nom de furoncle *Anthracoïde* a été donné, par plusieurs pathologistes aux tumeurs intermédiaires au furoncle isolé et à l'Anthrax volumineux. — Rayer, *Maladies de la peau,* tome II p. 3.

l'autre un furoncle qui se termine par résolution ; les Français le nomment *clous de sang* parce que, quand on les ouvre, il ne sort que du sang plus ou moins altéré; dans le portugais du pays on l'appelle *pin de can*, expression traduite du nom *naï-moullou* que lui donnent les Tamijars ou Natifs.

Cette fréquence des furoncles et des Anthrax m'a fourni de grandes facilités pour les étudier, et, du rapprochement que j'en ai fait, si je n'ai pu arriver à en faire des maladies séparées, je ne puis pourtant me décider à les considérer comme étant absolument identiques et ne se différenciant que du plus au moins.

L'élément anatomique atteint est bien le même dans les deux manifestations; l'essence pathogénique est aussi la même ; mais la partie intra-aréolaire joue-t-elle absolument le même rôle que la couche sous-cutanée du tissu cellulaire? L'étendue, la profondeur de la maladie dans l'Anthrax, ses affinités de localisation ne sont pas les mêmes que pour le furoncle ; les conditions de développement ne se ressemblent pas dans les deux maladies, puisque, dans l'Anthrax, c'est tout le tissu cellulaire sous-cutané qui est imprégné par la sécrétion diphthérique , tandis que , dans le furoncle, c'est le tissu cellulaire intra-aréolaire, et que plusieurs furoncles adossés ne sont constitués que par l'inflammation de plusieurs paquets intra-aréolaires contigus : le tissu sous-cutané n'y est pour rien.

L'Anthrax, au contraire du clou, ne semble pas pouvoir se développer sur les membres. Je n'en ai jamais vu qu'un seul placé sur le moignon de l'épaule d'un homme de race blanche , maigre , né dans l'Inde.

Au contraire des furoncles que l'on compte souvent par centaines et qui, comme l'a fait observer Boyer, sont parfois en nombre si considérable que les malades ne trouvent qu'avec peine une partie de leur corps sur laquelle ils puissent reposer ou s'incliner, et, contrairement à l'opinion de Sanson et de Marjolin qui ont vu des Anthrax multiples ou coexistant avec des éruptions furonculeuses, l'*Anthrax indien* se montre seul. Ici, je me rencontre avec Vidal de Cassis, qui, en opposition avec les deux chirurgiens cités plus haut, a écrit : « L'Anthrax se montre ordinairement seul ; c'est le contraire pour le furoncle. »

Dans l'immense majorité des cas, pour ne pas dire toujours, à moins qu'il ne s'agisse de furoncles développés sur des scorbutiques, le furoncle simple et le gros furoncle formé par l'adossement de plusieurs furoncles (le furoncle Anthracoïde), que l'habitude de voir des Anthrax apprend à ne pas confondre avec eux, une fois que le bourbillon est sorti, n'ont aucune tendance à s'étendre, tandis que dans l'*Anthrax indien*, cette tendance est on ne peut plus manifeste ; si l'instrument tranchant ne vient pas arrêter son œuvre de mort, il ne se limite qu'après avoir successivement détruit beaucoup de tissu cellulaire et de peau.

L'*Anthrax indien*, ainsi que l'avait constaté Hunter pour l'Anthrax européen, est la maladie de l'âge mûr (1): le furoncle, ici, est la maladie des hommes jeunes, de race européenne surtout. J'en ai vu qui étaient couverts de clous ; mais je n'ai pas observé un seul jeune homme, européen ou natif, qui ait été atteint d'Anthrax.

Il n'est pas rare de voir, dans l'Inde, les furoncles se terminer par résolution. Cela n'arrive jamais et ne peut pas arriver pour les Anthrax.

Etiologie. — Dans un pays où les natifs vont nus ou ne portent que de légers tissus de coton et pour qui les ablutions sont fréquentes et d'observance religieuse, où les Européens pratiquent avec ponctualité la vertu de la propreté, où les vieux acclimatés ne transpirent plus avec abondance, les causes locales auxquelles plusieurs auteurs, Sanson entre

---

(1) Hunter, *On Blood, Inflammation*, etc. Part. II chap. IV.

autres, attribuent une importance extrême, sont ici sans valeur apparente. Quand on veut les rechercher, on n'arrive qu'à des résultats négatifs. Marjolin, qui paraît reconnaître quelque influence aux causes externes et dit que l'Anthrax est parfois occasionné par l'usage d'aliments indigestes et de mauvaise qualité, donne, en débutant dans l'énumération de ces causes, la mesure de la valeur qu'il leur attribue, puisqu'il avoue que « les causes qui donnent lieu à cette maladie ne sont peut-être pas bien connues. » Il est en opposition, quant au rôle que joue l'alimentation dans la production de l'Anthrax, avec Hunter et beaucoup de médecins anglais dont l'opinion est analogue, comme on va le voir, à celle qui a cours dans l'Inde. Cet auteur célèbre, qui n'a jamais vu de malade atteint d'Anthrax dans les hôpitaux, dit que cette maladie « s'observe surtout sur des individus qui font bonne chère. » Quant à l'influence que l'ivrognerie, les études sérieuses et laborieuses, l'anxiété d'esprit, ont paru avoir sur la production de l'Anthrax européen, la sobriété de l'Hindou, le calme suprême que lui donnent son ignorance et son fatalisme, font qu'ici elle est absolument nulle.

C'est une affection particulière aux Hindous, aux Musulmans, aux Européens nés dans le pays ou qui se sont indianisés après avoir vécu de longues années dans l'Inde et échangé la vie de l'Europe contre celle du pays, aux Topas ou descendants des Européens par les femmes Natives, qui ont dépassé l'âge de la maturité. Les femmes Européennes y sont aussi sujettes que les hommes. Je n'ai jamais vu de femme native atteinte d'Anthrax. Le plus jeune des Européens indianisés que j'aie traités avait quarante ans et vivait dans l'Inde depuis seize ans. L'obésité et l'âge mûr constituent une grande prédisposition à contracter un Anthrax, moindre pourtant pour les Européens que pour les Natifs. Ainsi, sur quatre Européens que j'ai traités dans ces deux dernières années (un né en Europe, trois dans l'Inde) un seul était obèse, un autre maigre ; les deux autres étaient plutôt maigres que gras. Mais, chez les natifs, la règle souffre beaucoup moins d'exceptions ; c'est par excellence la maladie des personnes grasses. Or, comme les personnes grasses sont les seules qui soient riches, parce que les riches seuls ont assez à manger, comme le régime de l'Hindou est essentiellement composé de féculents et de corps gras, l'on comprend pourquoi les riches qui sont, en général, gourmands, gloutons et oisifs, tournent facilement, le climat aidant, à une forte obésité, pourquoi les rajahs qui sont riches, gourmands et oisifs, acquièrent facilement une obésité qui fait l'envie de l'Hindou sensuel, qui regarde l'ampleur du corps comme la caractéristique du plus grand bonheur de la terre, de la richesse qui donne la santé, c'est-à-dire l'obésité, et pourquoi ils ont donné le nom de *rajah* à une maladie qui leur paraissait être le privilége des rajahs et de ceux qui vivaient comme eux.

Mais l'Anthrax n'est pas le seul contre-poids de la richesse et de ses séquences envisagées au point de vue hindou ; le diabète (1) est encore on ne peut plus commun parmi les natifs aisés et joue chez eux le même

---

(1) Le diabète est connu de toute antiquité dans l'Inde ; il est mentionné en plusieurs endroits de l'Ayurveda (*Chikitsitast'hana*, chapitres XI et XIII, et *Nidanast'hana*, chapitre VI) sous le nom de Mad'hu-Meka (Mad'hu, *dulcis*; Meka, *urina, urinæ passio*) (V. *Susrutas Ayurvedas* du docteur Fr Hessler). Les tamijers le nomment Niralivou. La connaissance du diabète sucré a été révélé aux Hindous par la présence des milliers de fourmis qu'attirent les urines douces. Bons observateurs, ils ont conclu de l'appétence des fourmis pour tout ce qui renfermait du sucre, à la présence du sucre dans les urines qui attiraient les fourmis. C'est là une *réaction*, si je puis m'exprimer ainsi, que j'ai bien souvent observée et qui sert à un de mes malades atteint d'un diabète qui, plusieurs fois, a paru guéri, à constater que la médication qui lui a déjà donné plus d'une joie n'était que suspensive des accidents. Il suffit d'une très-faible quantité de sucre dans les urines pour attirer les fourmis.

La présence du sucre dans l'urine des habitants des pays chauds,

rôle que la goutte chez nous. C'est parmi les diabétiques, qui, grâce à leur alimentation, conservent souvent jusqu'à la mort leur embonpoint, que l'Anthrax
choisit un grand nombre de ses victimes.

On serait donc tenté de conclure que le régime des
gens riches, c'est-à-dire, l'usage des féculents, des
sucreries, des graisses (beurre fait avec du lait de buffle
fondu, presque liquide, et connu sous le nom de *man-
tègue* par les habitants européens, de *néhi* par les tamijers et de *ghi* par les peuples qui parlent l'hindostany,
huiles de cocos, de graines de sésame) que les natifs
riches consomment par grandes quantités, constitue
la cause qui préside au développement de l'Anthrax,
d'autant mieux que les Brahmes, ordinairement très-
replets et qui doivent leur obésité à l'abondance dans
laquelle ils vivent et à ces énormes quantités de
beurre fondu à épouvanter des Esquimaux qu'ils ava-
lent chaque jour, soit dit en passant, en contradic-
tion avec la science qui ne met l'appétit et l'abus des
corps gras que chez les habitants des climats froids
excessifs, en sont plus fréquemment atteints que les
autres Hindous et que, parmi ceux-ci, les Comouttys,
les Chettys qui, comme les Brahmes, ne mangent jamais
de nourriture animale et boivent du beurre fondu à
pleine tasse, viennent après les Brahmes. Mais, comme
j'ai vu des personnes maigres être atteintes d'Anthrax,
comme j'ai encore, en ce moment, à l'hôpital un vieux
Pariah qui, comme un vieux Topas, sorti il y a
quelques mois, bien certainement ne mangeait pas
assez tous les jours et surtout n'usait que très-peu de
beurre, si jamais il s'en servait, comme les Européens
qui mangent de la viande, les Musulmans qui en

---

du moins de l'Inde, est un fait intéressant pour l'histoire de cette
maladie et pour la géographie médicale. En douze ans sur une
population blanche de 900 âmes, je l'ai constatée trois fois. Chez les
natifs, sans que j'en puisse fournir une preuve chiffrée, je ne
crains d'avancer qu'il est bien plus commun que parmi les Européens

consomment, contractent aussi des Anthrax, l'on ne peut pas conclure à l'influence absolue du régime des riches et des Brahmes comme cause productrice d'Anthrax.

Le seul point de contact qu'aient les pauvres et les riches, les maigres et les obèses, ceux qui usent de la viande et ceux qui la repoussent, les blancs et les noirs, en un mot, le seul lien qui unisse les individualités qui, dans l'Inde, sont sujettes à l'Anthrax, c'est l'alimentation dans ses rapports avec l'usage du cary ou du piment.

À Dieu ne plaise que je veuille conclure contre l'usage du piment en présence de ces millions d'hommes qui en consomment sans danger apparent pour leur santé ! Je le ferai d'autant moins que, d'après une annonce bibliographique de la *Gazette médicale* de l'Algérie du 30 juin 1859 (1), il paraît constant, qu'en Algérie, où l'alimentation diffère de celle des Indes Orientales, les furoncles et les Anthrax sont assez fréquents pour avoir provoqué la publication d'un traité que j'ai le regret de ne pouvoir consulter.

Mais, je crois être dans le vrai en disant que l'usage du piment, du riz, des substances amylacées, des graisses, des sucreries, constitue une tendance d'autant plus grande, qui s'augmente encore par l'usage exclusif d'une nourriture végétale, à être atteint de l'Anthrax et du diabète que l'on est plus oisif et que l'on consomme davantage de ces substances dans l'ordre où je les ai indiquées. Je n'ai pas pu constater autre chose.

Climat, saison. — Le climat de Pondichéry est un climat chaud excessif; sa température annuelle moyenne est d'environ 29 degrés centigrades; il est

---

(1) C. Douchez, *De la fréquence en Algérie des affections phlegmonneuses de la peau, notamment des furoncles, du panaris et de l'Anthrax.* Alger 1857.

brûlant et sec pendant cinq mois de l'année, humide et chaud pendant cinq autres, indifférent comme humidité pendant les deux qui restent. Malgré ces variations qui font que notre climat général se compose d'une succession de climats, les influences climatériques proprement dites ne m'ont pas paru avoir de relation avec le développement de l'Anthrax. Il se montre à Pondichéry dans toutes les saisons de l'année, et, en ceci, il différerait de l'Anthrax européen, si, comme le dit M. Marjolin, «ce dernier est plus fréquent au printemps et en automne, qu'en hiver et en été : ce qui paraît prouver que le froid humide et que les vicissitudes de la température atmosphérique peuvent contribuer à sa production.»

L'indifférence de la saison pour que l'*Anthrax indien* se développe, la température élevée de la saison chaude dont la moyenne diurne est d'environ + 33° C., et la sécheresse extrême, surtout si on la compare à l'humidité de l'automne et du printemps dans le bassin de la Seine, la température moyenne de cette époque de l'année qui passe pour favoriser le développement des Anthrax sous le climat de Paris, montrent que les influences météorologiques ne peuvent pas avoir, en France, l'importance qu'on leur attribue, si l'Anthrax des deux pays est indentique.

Age, tempérament, etc. — J'ai dit, plus haut, que l'*Anthrax indien* était une maladie de l'âge mûr; qu'elle attaquait plutôt les obèses que les maigres, les oisifs que les actifs, que l'abus des féculents, des graisses, des sucreries, une nourriture exclusivement végétale prédisposaient à le contracter d'une façon toute singulière; que les Européens indianisés, c'est-à-dire, vivant plutôt à la mode indienne qu'à la mode européenne, y étaient prédisposés à l'exclusion de ceux qui vivent différemment.

Symptômes, siège, etc. — Il est rare qu'à Pondichéry le médecin soit appelé assez à temps pour constater les débuts de l'Anthrax. Renversant l'axiòme « qui peut plus peut moins, » les habitants qui ne nous croient pas capables d'arrêter les progrès d'un Anthrax au début ne se confient à nous que quand la tumeur existe depuis quelque temps et lorsqu'ils ont épuisé toute la liste des remèdes, tous les onguents des commères du voisinage, toutes les recettes de leurs domestiques et même des premiers venus. Parmi ces remèdes, les feuilles des *datura*, du *mirabilis jalapa*, de l'*argyreias peciosa*, arrosées d'huile et surtout de lait de femme, tiennent une place importante au titre de matuatifs.

Une tumeur large, plate, arrondie, dure, dont le sommet s'abaisse doucement de tous les côtés vers la peau saine, gardant l'impression du doigt, privée d'épiderme près de sa partie moyenne ou recouverte sur ce point d'une phlyctène pleine d'une sérosité brunâtre, résistant au tranchant du bistouri, ne fournissant pas de pus quand on l'incise et laissant voir, au fond des incisions, une matière compacte, homogène, grisâtre, adhérente, d'une odeur particulière, mais sans fétidité, représente l'Anthrax le plus rapproché de son développement qu'il m'ait été donné d'observer.

Ces tumeurs varient comme étendue : il en est qui ont le volume d'un œuf ; d'autres sont aussi larges qu'une assiette à dessert ; leur hauteur est toujours en rapport avec leur diamètre. Cependant, les plus larges sont, par rapport à leurs diamètres, proportions gardées, beaucoup moins saillantes que les plus petites, et jamais elles ne font sur la peau une saillie proportionnellement aussi considérable que celle des furoncles.

Le siége de l'Anthrax est de préférence à la partie postérieure du tronc ; je n'en ai jamais vu ni sur les membres, ni sur la partie antérieure du tronc ; j'en ai observé un sur la tête.

Bien que je n'aie rencontré que des Anthrax développés, l'étude du mode d'extension et d'évolution de ces tumeurs qui s'éloignent de leur centre par un procédé analogue à celui qui l'a créé, permet de distinguer quatre périodes dans leur évolution :

1° Période de sécrétion du produit pseudo-membraneux ;

2° Période de ramollissement du tissu cellulaire imprégné et modifié par la sécrétion diphthérique, d'ulcération et de mortification de la peau ;

3° Période d'élimination ou de suppuration ;

4° Période de cicatrisation.

S'il est rare de rencontrer franchement la première période, parce que, dès qu'elle se manifeste, la seconde se prépare, l'on conçoit pourtant qu'il y ait un instant où la période de sécrétion ne soit pas envahie par celle que j'ai nommée de ramollissement ou d'ulcération et qu'elle puisse se rencontrer bien isolée ; mais ce ne pourra être que pendant peu de jours, parce que, comme je viens de le dire, dès que l'épanchement commence, l'évolution de la seconde période se prépare.

Vidal, qui n'admet pas ces divisions, a caractérisé en ces termes la période de l'épanchement : « Quelquefois, l'Anthrax commence par une petite tumeur, une espèce de nœud de la peau qui est loin d'indiquer le volume qu'il aura plus tard. » Mais cette période ne tarde pas à marcher avec la seconde et, tandis que la peau subit le travail nécessaire pour l'élimination du séquestre, le noyau de l'Anthrax s'étend de tous les côtés. Bientôt, sur la partie moyenne de la tumeur apparaît une phlyctène qui se déchire et laisse voir le derme qui, chez les races fuligineuses, est d'un violet plus noir que chez la race blanche où il conserve encore quelque chose de rosé. Le derme est déjà percé de petits trous disposés comme le sont ceux des pommes d'arrosoir; ils ne laissent encore sortir que peu ou pas de pus,

si même l'on peut donner le nom de pus à un liquide
que sir A. Cooper a comparé à de la farine délayée
dans de l'eau. L'épiderme continue à se décoller du
centre vers la circonférence ; de nouveaux trous se
forment et, partout où ils existent, la peau a une
double tendance à se détruire : la première vient
de ce que l'ouverture de ces trous s'agrandit et
qu'ils se confondent; la seconde, de ce que la peau
ne recevant ni sang, ni influx nerveux, puisque le tissu
cellulaire qu'elle recouvre est frappé de nécrosie,
périt atteinte de gangrène par défaut.

Sous ce climat, l'Anthrax n'a qu'une très-faible tendance à se limiter, et, si l'art n'intervient pas, la mort
survient souvent avant que la troisième période se
soit, partout, franchement et complètement établie.
Alors qu'elle existe au centre, il se fait encore à la
circonférence de nouveaux épanchements et l'on peut
constater sur une même tumeur l'existence des trois
premières périodes. Mais, si l'on prend une tumeur
dans laquelle tout ce qui doit se détruire de peau par
ulcération et par mortification a été détruit, dans laquelle l'imprégnation du tissu cellulaire s'est arrêtée,
l'on constate, à travers une énorme perte de substance de la peau qui peut porter le nom de *cratère*,
que le tissu cellulaire sous-cutané a changé d'aspect,
qu'il est plus volumineux, qu'il ne vit plus et qu'à sa
place se trouve une espèce de gâteau grisâtre, assez
résistant et qui doit être éliminé.

Cette élimination commence par le centre même de
la tumeur, par son noyau, qui se ramollit, devient
presque diffluent, comme il se ramollira plus tard
sur toute l'épaisseur de l'épanchement en marchant
vers sa circonférence.

L'on constate encore que ce tissu cellulaire n'a con-
servé aucune trace de son organisation ni de celle de
ses vaisseaux et de ses nerfs, et que, quoique mort,
il n'exhale pas cette odeur fétide et caractéristique
qui rend si pénible le voisinage des malades atteints

de grangrène et qu'exhalent les individus chez qui l'*Anthrax indien* se termine par une véritable gangrène, ainsi que j'en ai vu un exemple.

C'est pour constater cet état du tissu cellulaire que j'ai déjà signalé (1), qu'au lieu de me servir du terme gangrène, j'ai employé celui de nécrosie qui, sans rien préjuger de trop ni de trop peu, indique la mort du tissu cellulaire et la nécessité de son élimination. Il est inutilede dire que cette élimination ne peut se faire qu'aidée par une abondante suppuration.

Quand la troisième période est achevée, la quatrième ou la période de cicatrisation commence. Comme la cicatrice ne peut marcher que de la circonférence au centre, l'on conçoit que celle-ci ne puisse débuter que lorsque l'élimination du tissu cellulaire nécrosé est complète. Il existe, alors, une ulcération plus ou moins vaste, cernée par une peau empâtée et en relief, le plus souvent décollée et roulée sur elle-même. Le fond de l'ulcère est constitué par l'aponévrose sur laquelle reposait la tumeur et, souvent, celle-ci a quelques ouvertures qui laissent suinter du pus, signe que les parties sous-jacentes n'ont pas été complètement à l'abri d'une imprégnation qui les a atteintes par les trous normaux dont sont percées les aponévroses.

Pour que la cicatrisation commence, il faut que les bords de l'ulcération s'affaissent et se recollent : ce point obtenu, la cicatrisation de l'Anthrax n'offre rien de particulier.

Quelque temps après que la cicatrisation est achevée, on trouve généralement à la place de la tumeur une cicatrice alongée, froncée, en relief sur ses bords et déprimée, enfoncée vers sa partie moyenne comme si tout le tissu cicatriciel avait été absorbé et que la cicatrice se fût formée par glissement des parties saines de la peau, l'une vers l'autre. Chez une femme

---

(1) Page 9.

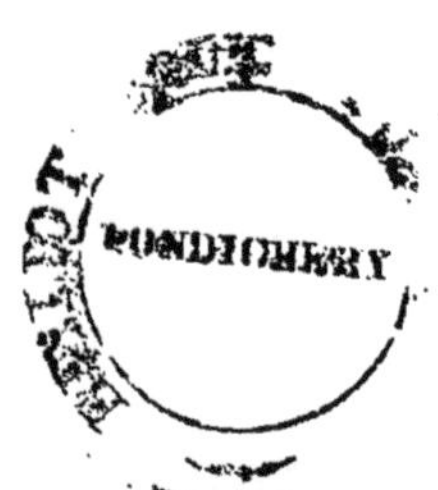

de race européenne qui avait eu un vaste Anthrax dans le dos, il n'y avait de trace de cicatrice qu'au fond d'une fente étroite, profonde et limitée par deux reliefs allongés de peau parfaitement saine; tout le tissu cicatriciel, sauf un très-léger trait d'union, avait été absorbé.

Les phénomènes locaux sont de la chaleur et de la douleur pendant la première et la seconde période, c'est-à-dire, jusqu'à ce que la période d'élimination se soit manifestée pour toute la tumeur. Cette chaleur, plus vive au centre de la tumeur, ne dépasse pas de beaucoup sa circonférence ; la peau, chez les Européens, est d'un rouge sombre qui tranche nettement sur la coloration de la peau saine. La douleur est lancinante et ne se différencie guère de celle du phlegmon.

Les symptômes généraux, contrairement à ce qu'ont dit beaucoup d'auteurs pour l'Anthrax européen, sont nuls dans l'*Anthrax indien*. Ceux que l'on constate ne sont autre chose que le résultat, ou d'un état morbide étranger à l'Anthrax, ou celui de l'impression produite sur l'économie par la douleur et l'insomnie, accidents qui, par leur réaction, déterminent ce que, sur un homme d'ailleurs sain, la douleur, l'insomnie, la crainte pourraient produire de fièvre, d'anorexie, de langue chargée, etc., mais qu'un médecin, pour peu qu'il ait d'expérience, quand il les rencontrera sur une personne atteinte d'Anthrax, ne traitera pas plus par des moyens généraux et spéciaux que ce même médecin ne traiterait par des sangsues et des antiphogistiques généraux l'adénite inguinale symptomatique de l'irritation d'une plaie du pied placée sur un vaisseau lymphatique dont elle a provoqué l'inflammation. C'est peut-être, pour n'avoir pas pris garde aux phénomènes pathologiques secondaires que peut développer un Antrhax, que beaucoup de médecins ont considéré certains phénomènes généraux comme faisant partie nécessaire d'une phrase symptomatique dont la tumeur est, selon les idées, le sujet ou le régime.

Marche, durée, terminaison. — L'Anthrax, une fois développé, doit fatalement parcourir ses périodes. L'épanchement entraîne l'élimination qui est un travail de longue durée. Je ne suis pas en mesure de dire combien de temps s'écoule entre le début de la première période et le commencement de la seconde, mais la seconde et la troisième durent toujours fort longtemps.

Dans l'Inde, comme je l'ai déjà dit, l'Anthrax ne se limite guère que par l'usage du bistouri. Sur des sujets dans de bonnes conditions la période d'élimination dure quelquefois plus de vingt jours.

La durée de la quatrième période varie comme la constitution des malades; elle est souvent de plusieurs mois ; abandonnée aux spontanéités de l'organisme, elle ne se termine jamais chez les natifs.

A la côte Coromandel , l'Anthrax, en outre des dangers qu'il fait courir aux malades par sa situation même qui peut provoquer l'inflammation d'une séreuse ou du cerveau , est une maladie très-dangereuse qui, abandonnée à elle-même, détermine presque toujours la mort. Indépendamment de celle qui peut être le résultat de l'extension de la maladie, de son retentissement sur un organe voisin, la mort menace de plusieurs façons les individus atteints d'Anthrax.

Elle est, en effet, le résultat d'accidents apoplectiformes et subits, de la gangrène de la tumeur, de la pyohémie, la conséquence de la non-intervention de l'art et de la faible constitution des Hindous.

On trouve dans une remarquable publication qui s'imprime à Bombay (1) une observation fort intéres-

---

(1) *Trans. of the Med. and Phys. Society of Bombay.* 1855. p. 342. *Case of Carbuncle, etc.*, by M. Narayen-Dajee, Graduate of the Grant Medical College.

sante d'*Anthrax indien* ayant déterminé la mort par extension à des organes importants.

Le sujet de cette observation est un Parsi, âgé de 6o ans; il était porteur d'un Anthrax du volume d'une orange, situé sur le côté gauche de la face et s'étendant de l'apophyse zygomatique à six centimètres au-dessus de la clavicule. Une incision d'environ quatre centimètres est faite sur le centre de la tumeur, le 18 décembre 1852. Le 21, la peau s'étant gangrenée autour de l'incision sur une étendue de trois centimètres, on la prolonge jusque sur la partie saine.

Le 23. — La suppuration est abondante, blanche et mélangée de fragments de tissu cellulaire. La surface ulcérée s'étend. Insomnie; l'émaciation augmente incessamment.

Le 3o. — La mortification devient de plus en plus profonde. On aperçoit distinctement au fond de la plaie le muscle digastrique et quelques filéts nerveux. Lorsqu'on les touche, le malade n'éprouve aucune douleur, il ne se produit aucune contraction musculaire; mais lorsque l'on exerce une traction sur le tissu cellulaire mortifié, il en résulte une douleur très-aigüe. Le malade éprouve de la difficulté à avaler. Les piliers gauches du palais font une saillie considérable.

Le 2 janvier 1853. — En examinant la plaie, l'on découvre une petite ouverture sur le côté du pharynx par laquelle cet organe communique avec l'ulcération.

Le 4. — La majeure partie des aliments pénètre dans l'ulcération par la perte de substance du pharynx. On injecte à l'aide d'une sonde du bouillon et des canges dans l'estomac.

Le 5. — La peau, sur tout le côté gauche du cou, ainsi que celle qui recouvre la trachée, est considérablement décollée et, comme un lambeau, recouvre les parties mortifiées. L'ulcération est large comme la paume de la main et son fond constitue une énorme cavité. Les liquides qu'avale le malade soulèvent la peau et s'échappent par la plaie. Le masseter est couvert de granulations; plus haut, les tissus empâtés et mous ne sont plus aussi proéminents qu'autrefois; une pression exercée sur ce point fait suinter de la matière.

Le 10. — Les parties mortifiées des points les plus déclives se sont presque complètement détachées. Les muscles omo-hyoïdien, digastrique, sterno-mastoïdien et quelques branches du nerf vague sont exposés à la vue. On n'aperçoit ni la caro-

tide, ni la jugulaire. On voit distinctement les battements de
la sous-clavière.

Les jours suivants, il survient du hoquet; l'alimentation par
la pompe est refusée; le malade perd de plus en plus ses forces,
délire et, le 18 au matin, meurt.

Une très-grande majorité des individus atteints
d'Anthrax et qui ne se font pas traiter et un certain
nombre de ceux qui se font traiter sont pris d'accidents apoplectiformes et meurent subitement, ou en
un si petit nombre d'heures, que l'on est en droit de
faire rentrer leurs cas dans ceux des morts subites.

En deux jours, j'ai observé deux cas d'Anthrax instantanément mortels : l'un était celui d'un
homme en traitement à l'hôpital, l'autre celui d'un
Brahme qui venait s'y faire panser. Peu de temps
après, un Musulman connu de tous les Européens
périssait de la même manière, et, il y a deux mois,
j'ai perdu, presque instantanément, une dame
qui, à son Anthrax près, jouissait d'une excellente
santé.

Voici un resumé de cet accident :

Madame C...., âgée d'environ 70 ans, fut atteinte, au mois
de mai 1859, d'un Anthrax énorme situé vers l'angle inférieur
de l'omoplate gauche. C'est une femme très-grasse, de race
européenne pure, née dans le pays, qui, sans être riche, ne
subit pas de privations.

Une longue et profonde incision cruciale met l'Anthrax
dans de bonnes conditions et en provoque la guérison.

Au mois de septembre dernier, madame C..... est encore
atteinte d'Anthrax. Celui-ci a son siége du même côté, mais
plus bas. Craignant les incisions, s'abandonnant aux commères, cette dame se frotte d'onguents, perd du temps et ne
m'appelle que lorsque son Anthrax a les dimensions et la
saillie d'une forte soucoupe.

Deux incisions longues de douze à quinze centimètres la
divisent en croix et provoquent un léger écoulement de sang.
Le lendemain matin, vers sept heures, en buvant du café, cette
dame est prise subitement du besoin d'aller à la selle, a, coup

sur coup, deux évacuations, perd connaissance et meurt dans le coma, douze heures plus tard.

Ces accidents, que personne n'avait encore signalés, sont très-communs parmi la population native et très-connus d'elle. La grande proportion d'individus atteints d'Anthrax et qui périssent subitement ne permet pas de penser qu'il n'y ait qu'une simple coïncidence entre la présence d'un Anthrax et la mort subite.

Les auteurs français que j'ai pu consulter ne parlent pas de ces morts subites. Druitt, dans son *Manuel*, dit, qu'en Angleterre, sir Benjamin Brodie a vu périr subitement un de ses malades (1).

Je trouve dans les *Indian Annals of medical science* (2) un exemple de terminaison fatale et presque subite d'un Anthrax. Le voici, quoiqu'il ne rentre pas, peut-être, dans les cas auxquels je fais allusion en ce moment :

« M. . . . ., âgé de 36 ans, depuis quinze ans dans l'Inde, maigre et d'un tempérament mélancolique, menant une vie sédentaire, ne se nourrissant que de végétaux et ne buvant que de l'eau, si ce n'est dans de rares occasions où il se laisse aller à bien manger de la viande et à boire copieusement du vin, suit cette existence systématique depuis de nombreuses années et se porte remarquablement bien.

Au commencement de ce mois (juillet), M. . . . . s'est plaint de souffrir d'un petit clou situé à la nuque, mais, comme il ne le gênait pas beaucoup, il ne s'en est guère inquiété que le 7, où, la douleur devenant plus vive, il me demanda mes conseils. En l'examinant, je constatai l'existence d'un furoncle de couleur foncée, circonscrit par une plaque de peau enflammée, ayant pour diamètre celui d'une roupie et situé sur le côté gauche et postérieur du cou près de l'épaule. Il n'y avait pas de pus sous la peau enflammée et ce furoncle avait

(1) *Druitt's Surgeon's Vade-Mecum.* p. 12.
(2) *Case of Carbuncle with secondary deposite of pus in the lungs, presented by the Medical Board of Bengal. In* Indian Annals of Medical Science. Octobre, 1854, *p.* 464.

l'aspect de ces *clous de sang* (*blind boils*) qui sont on ne peut plus communs à cette époque de l'année. Je prescrivis des cataplasmes, des fomentations chaudes et une médecine laxative. M......... continua à faire son service.

9 juillet. — L'inflammation s'est quelque peu propagée ; la douleur du cou et de l'épaule a augmenté d'une manière considérable. Une incision franche divise le furoncle, laisse écouler une très-petite quantité de pus et met à nu des portions du tissu cellulaire. Douze sangsues sont appliquées sur la peau enflammée du pourtour de la tumeur. Le malade éprouve un mieux considérable et, pendant toute la durée du jour suivant, le 10, l'inflammation ne fit aucun progrès.

11 juillet. — La nuit a été très-agitée: la douleur et la tuméfaction de la nuque ont augmenté ; la peau conserve quelque peu l'empreinte de la pression du doigt ; la plaie ne suppure pas, elle est obturée par un paquet de tissu cellulaire mortifié ; une autre grande incision est faite dans la tumeur qui résiste au tranchant de l'instrument ; il ne sort pas de pus. On applique douze autres sangsues et l'on fait des fomentations avec la décoction de capsules de pavots. Je prescris de petites doses de poudre de James et de morphine et j'engage le malade, qui ne paraît pas s'en soucier, à prendre de la nourriture.

12 juillet. — La nuit a été bonne sans que le malade qui se dit beaucoup mieux ait beaucoup dormi. Le cou est toujours gonflé et œdémateux, mais n'est pas trop douloureux. La plaie ne donne pas de pus ; l'inflammation n'a pas fait de progrès ; elle est entièrement confinée au côté gauche du cou. La langue est nette ; le pouls petit, compressible, la peau fraîche et naturelle ; les intestins sont libres. L'on continue les fomentations et les cataplasmes ; le malade prend du carbonate d'ammoniaque combiné à de petites doses de morphine. J'insiste avec force sur la nécessité d'une meilleure alimentation sous forme de soupe et de gelée et j'engage le malade à boire un peu de vin de Porto et d'eau.

13 juillet. — Le malade dit qu'il est beaucoup mieux, qu'il n'éprouve aucune souffrance et qu'il a de la tendance au sommeil. Les téguments du cou sont toujours extrêmement durs, l'œdème et la résistance des tissus s'étendent jusqu'au voisinage de l'oreille ; il n'y a ni rougeur, ni sensibilité du cuir chevelu. *Continuez les pilules ; même alimentation, etc.*

A ma visite du soir, vers six heures, je fus tout surpris de trouver le malade couvert d'une transpiration froide et profuse ;

ses bras et ses mains étaient tout-à-fait froids, les doigts et les ongles livides et le pouls à peine sensible au poignet. On m'apprend que, de toute la journée, il n'a voulu prendre aucune espèce d'aliment, que, vers une heure, il a pris un bain froid et que c'est immédiatement après sa sortie du bain (1) que la transpiration froide est survenue. Son intelligence était tout-à-fait libre ; il répondait à toutes les questions avec la plus grande présence d'esprit et, sans avoir conscience de la gravité de son état, il attribuait sa transpiration à la température élevée de son appartement et déclarait n'éprouver aucune souffrance. L'examen du cou fit voir que la plaie avait une mauvaise apparence ; les parties environnantes étaient dures et livides. Une longue et profonde incision les divisa sans qu'il s'en échappât une goutte de pus ou de sang. Les téguments étaient résistants et durs et l'on apercevait des portions de tissu cellulaire dans les intervalles des incisions. Je me mis à administrer des stimulants , à faire prendre de temps en temps du Porto, de l'eau-de-vie, du Champagne et de la soupe et à prescrire du carbonate d'ammoniaque , de l'opium et du camphre sans pouvoir provoquer la plus légère réaction. M...... s'éteignit graduellement à deux heures du matin , le 14 ;............ Il garda son intelligence jusqu'au dernier moment ; il parlait bien, parfois et d'une manière confuse, d'affaires de service , mais il répondait avec la plus grande précision à toutes les questions qu'on lui posait.

Autopsie, sept heures après la mort. — Cadavre amaigri, mais autrement, dans de bonnes conditions. La peau de toute la partie postérieure du côté gauche du cou est indurée et cette induration s'étend du siége du furoncle jusque derrière l'oreille gauche. Le cuir chevelu est tout-à-fait sain et n'offre aucune trace d'inflammation. On pratique au travers des parties malades une incision parallèle à l'une des incisions faites pendant la vie et l'on découvre quelques gouttelettes de pus profondément placées. Une goutte de pus du volume d'un petit haricot se trouve près de la seconde vertèbre cervicale ; il n'y a nulle part de collection de pus.

Poitrine. — Le cœur est sain : il y a environ une demi-pinte de sérosité dans le péricarde.

Poumons. — Il existe d'anciennes adhérences des plèvres

---

(1) Au Bengale , au mois de juillet, un bain froid est au moins à 30 degrés centigrades.

qui renferment un peu de liquide dans leurs cavités. En incisant le poumon gauche, on y découvre de petits dépôts de pus variant de la grosseur d'une tête d'épingle à celle d'un pois ; ils sont plus nombreux dans le lobe supérieur et en avant. Le poumon droit en contient un grand nombre, mais moins pourtant que le gauche. Il y a un caillot long et résistant dans la veine innominée du côté gauche ; on ne peut y découvrir aucune trace de pus, la membrane interne de cette veine ne présente, elle-même, aucune trace d'inflammation.

Abdomen. — Le foie a des dimensions et une structure normales ; la vésicule biliaire est remplie par une fluide visqueux et transparent, ressemblant, comme couleur, à du blanc-d'œuf ; vers le col de la vésicule se trouve un calcul biliaire enkysté.

La rate, les reins, les intestins sont à l'état normal.

En réfléchissant à cet évènement, je ne puis attribuer cette résorption fatale du pus qu'à la constitution débile du malade, déterminée surtout par son genre d'existence et par la difficulté qu'on a eue, pendant sa maladie, à lui faire prendre des aliments. La témérité du bain froid a été sans aucun doute la cause immédiate de l'affaiblissement de son énergie vitale. »

Ces accidents subits que je n'ai jamais observés pendant la durée des éruptions furonculeuses les plus étendues, alors même que, réunis, tous les furoncles eussent constitué un Anthrax volumineux, surviennent surtout pendant les trois premières périodes de la maladie et frappent l'homme encore obèse aussi bien que l'émacié, celui dont le pouls est encore énergique, comme celui que la maladie et la suppuration ont affaibli. Ils sont infiniment plus rares chez ceux qui sont traités et ne se montrent plus dès que les bourgeons charnus se sont bien développés.

Bien que, dans le cas dont je viens de traduire l'histoire, on ait trouvé du pus dans les poumons, je ne puis croire que des accidents subits, apoplectiformes, soient la conséquence d'une résorption purulente, d'une diathèse purulente ou d'une pyohémie, selon l'opinion que l'on a sur l'origine des abcès viscéraux multiples et secondaires. Aussi, en l'absence d'autopsies régulières, ne me permettrai-je pas d'avoir une opinion sur la nature de la lésion qui, dans ces cas, a déterminé la mort.

Mais, serait-ce m'aventurer trop loin dans les domaines de la spéculation, que de rappeler ces étranges paralysies, suites des affections diphthériques, que M. Trousseau considère comme causées par l'intoxication de l'économie par le principe morbide qui donne lieu à la dipthérie, qu'il compare aux paralysies qui succèdent à certains empoisonnements minéraux et animaux (1), de les rapprocher de ces accidents subits toujours mortels, que l'on observe dans l'*Anthrax indien* et de demander si ce ne sont pas là des effets d'intoxication diphthérique plus énergiques que ceux que l'on observe dans les climats tempérés? Si une autopsie ne vient pas démontrer que la mort est due à une lésion organique, ne serait-il pas possible que ce fût là la seule interprétation à accepter?

La terminaison par gangrène est rare puisque je ne l'ai observée qu'une fois. Voici dans quelles circonstances.

François Templier, né à Pondichéry, Topas ou homme de couleur, est gras et encore vigoureux quoiqu'il soit âgé de 68 ans.

Il entre à l'hôpital le 21 janvier 1860 ; il fait remonter au 3 de ce mois la date du jour où il s'est aperçu qu'il portait un Anthrax. Son siége est vers la région scapulaire droite avec tendance à passer sur la partie supérieure de la poitrine. Ses dimensions sont considérables ; il a, en largeur, dix-sept centimètres et dix-huit en hauteur.

Sa saillie sur la peau n'est pas égale à celle que ferait un furoncle de quatre centimètres de diamètre ; elle n'est pas de

---

(1) *La Clinique Européenne, No* 12. *La Gazette des Hôpitaux,* 3 *et* 12 *janvier* 1860.

plus de trois centimères. C'est plutôt un large plateau qu'une tumeur conique ou arrondie ; les trous en arrosoir existent sur une surface ayant de quatre à cinq centimètres de diamètre; toute la peau soulevée a une teinte violacée. Il n'y a pas de symptômes généraux ; la langue est saine, la peau fraîche, le pouls n'est pas fébrile ; la température de la tumeur n'est pas plus élevée que celle de la peau environnante. La matin même de l'entrée du malade, M. Allanic, chirurgien de 2ᵉ classe, pratique deux grandes incisions en croix, obliquement dirigées par rapport à l'axe du corps. Comme l'incision qui descend du moignon de l'épaule ne s'est pas assez rapprochée de la circonférence de l'Anthrax, j'indique qu'il faudra de nouveau inciser la tumeur. En effet, j'attends deux jours encore et je constate que, tandis que la tumeur est affaissée dans sa partie inférieure, elle a beaucoup gagné sur la région scapulaire supérieure d'où elle menace la région thoracique supérieure. Deux incisions partant des limites supérieures de la tumeur et venant tomber dans les deux angles supérieurs de l'incision cruciale sont pratiquées et, à la visite du lendemain, 26 janvier, je reconnais que le mal est borné et que toute la tumenr s'est affaissée. La suppuration est abondante et, bien qu'une énorme quantité de tissu cellulaire soit nécrosée et en voie d'élimination par les six branches de l'incision, la tumeur. n'exhale aucune odeur fétide. Il n'y a pas de symptômes généraux ; la langue est belle, le pouls assez fort ; il n'y a ni chaleur dans la tumeur, ni chaleur dans la peau voisine. Des douleurs lancinantes empêchent seules le malade de dormir

Je le nourris aussi bien que possible. Il a la ration de vin, de l'eau vineuse pour tisane, 3oo grammes de vin de quinquina et o gr. o5 d'extrait gommeux d'opium en deux pilules pour la nuit.

Tout paraît aller pour le mieux jusqu'au 1ᵉʳ février. A cette date, la période d'épanchement était arrêtée ; le malade était franchement entré dans celle d'élimination, lorsque, dans la nuit du 1ᵉʳ au 2, la partie devint plus douloureuse et saigna abondamment. La gangrène, dont l'odeur environnait le malade, s'était emparée des parties profondes et s'étendait à la peau du voisinage de la tumeur. Elle fit des progrès jusqu'au 25 , sans que la peau qui allait en être atteinte devînt plus chaude, plus rouge ou plus tuméfiée. Le 25, la gangrène était évidemment bornée ; on observait une petite ligne de suppuration entre la peau mortifiée et noire qui

occupait en largeur presque tout l'espace qui séparait les deux
aisselles sur une hauteur d'environ vingt-cinq centimètres.
L'ulcère est infect : malgré des pansements fréquents, l'em-
ploi du camphre, du quinquina, du charbon, des lotions
chlorurées, les vers s'y mettent...... Le 28, le malade qui
depuis longtemps ne voulait prendre aucune nourriture et ne
consentait à boire qu'un peu de café et d'arrack, tombe dans
un état considérable de prostration et s'éteint.

Une troisième manière dont la mort frappe les
individus atteints d'Anthrax n'a rien de spécial ;
elle est le résultat du peu d'énergie vitale des Hindous qui habitent les plages de la côte Coromandel
et les plaines de la Péninsule et de la débilité que
provoquent une suppuration excessive, l'abstention
de médicaments toniques et d'aliments réparateurs, la
vie dans des appartements peu spacieux, mal éclairés,
sans ventilation, que les natifs les plus riches pré-
fèrent aux pièces saines et que les Européens du
pays, sous le prétexte d'un être de raison, le froid,
n'aiment pas trop, non plus, à habiter. En général,
ce froid que l'on nomme *coulmé* en tamoul, ne peut
être chassé du corps qu'avec les plus grandes difficultés
et en employant les couvertures, les boissons chaudes
et la séquestration dans un appartement exigu et
bien clos !

Si l'on considère, en outre, qu'un certain nombre
des individus atteints d'Anthrax sont diabétiques ,
que les Hindous redoutent beaucoup l'instrument tranchant, que leur confiance dans la médecine européenne
est au moins médiocre, tandis que l'ignorance et la cré-
dulité en font les victimes dévouées de ces charlatans
qui abondent partout, mais là surtout où il y a des
crédules et des pauvres, qu'ils n'ont aucune notion
de la valeur du temps et que l'opportunité est réglée
chez eux par des sorciers ; si l'on prend garde aux
dangers des accidents subits, à l'impossibilité de *re-
constitution* qu'offrent les Hindous parvenus à un
degré encore peu avancé de débilité et que je n'ai

en que trop souvent l'occasion de constater, l'on restera convaincu que, chez les natifs, tout Anthrax abandonné aux spontanéités de leur organisation, est un Anthrax mortel. Le petit tableau qui se trouve à la fin de cette note montre que, sur treize natifs traités à la Maison de Santé de Pondichéry, il y a eu quatre décès ou trente décès pour cent entrées (1). J'ai la même proportion pour les Européens que j'ai traités. Leur nombre est, cependant, loin d'être assez considérable pour donner une grande valeur à cette déduction.

Nature. — L'*Anthrax indien,* comme l'Anthrax bénin européen, n'est pas contagieux. Il est sous la dépendance d'une altération du sang que, jusqu'à présent, on n'a pu constater que par analogie et qui doit être de même nature que celle qui produit les affections diphthériques avec les modifications qu'apportent la nature et le siége de la localisation, si, toutefois, cette localisation n'est pas commandée par des causes climatériques ou individuelles.

Est-ce cette altération du sang qui produit les accidents subits et mortels ? Est-ce une intoxication secondaire par une résorption des produits pseudo-membraneux liquéfiés et modifiés par l'action catalytique du pus qui les détermine ou bien faut-il admettre cette résorption toxique dont j'ai parlé plus haut et que j'ai supposée analogue à celle dont un maître habile s'est servi pour expliquer l'origine des paralysies diphthériques ? J'incline pour une intoxication secondaire, de quelque nature qu'elle soit, car, si l'altération primitive du sang en était la cause, ces accidents ne se présenteraient plus alors qu'il ne se fait plus d'épanchement, c'est-à-dire, alors que l'on est en droit de penser que la source de l'épanchement est tarie et

---

(1) Le tableau porte quatorze noms, parce que, le jour même où l'on a mis sous presse, il est entré un quatorzième malade.

que le sang a été drainé de tout son principe
diphthérique ou, du moins, tellement modifié, qu'il
ne peut plus produire de matière plastique morbide.
Mais, comme ces accidents se montrent surtout pendant tout le temps où il y a du tissu cellulaire nécrosé
à éliminer, on peut penser qu'il y a un rapport entre
les actes de cette période et les accidents mortels et
subits et qu'ils ne sont pas la conséquence d'un état
du sang qui n'existe plus, puisque les effets qui per-
mettaient de le constater ont cessé de se manifester.

Diagnostic. Les maladies avec lesquelles on pourrait confondre l'*Anthrax indien* sont l'érysipèle,
le phlegmon et le furoncle. Dans l'Anthrax, avant que
les trous disposés comme ceux d'une pomme d'arrosoir se soient établis, la tumeur fait sur la peau
une saillie aplatie qui garde l'empreinte du doigt ;
on a conscience d'un empâtement dur et résistant du
tissu cellulaire sous-cutané qui a quelque chose de
spécial ; ce n'est pas la rénitence caractéristique du
phlegmon ; ce n'est ni la couleur, ni la conicité du
furoncle, ni la chaleur de l'érysipèle. Si le furoncle
ne développe pas de symptômes généraux autres que
ceux qui naissent de la souffrance et de l'insomnie,
s'il en est de même pour l'Anthrax, il est bien rare
que le phlegmon et l'érysipèle n'en soient pas accom-
pagnés.

Pronostic. Si le pronostic de l'*Anthrax indien* doit
toujours être réservé en raison de sa nature et de
l'âge des individus qu'il atteint, l'on comprendra,
sans peine, pourquoi il sera toujours grave si le malade est très-affaibli et plus grave encore si la maladie dure depuis quelque temps. Il sera mortel si le
malade est diabétique, s'il refuse de se laisser opérer
et si l'Anthrax a son siége sur le crâne ou sur des
points dont les parties profondes, comme les parties
latérales du cou, ne sont pas protégées par des aponévroses résistantes. Les accidents apoplectiformes
sont toujours mortels.

En Europe, d'après les auteurs, l'Anthrax n'est dangereux qu'autant que les malades sont dans de mauvaises conditions ; cependant M. Nélaton, qui ne croit pas aux dangers de cette maladie, rappelle que M. Marjolin a vu succomber à cette affection deux sujets dans la force de l'âge dont l'un portait un large Anthrax au dos, tandis que, chez l'autre, la tumeur occupait la plus grande partie du flanc droit.

Traitement. Le traitement de l'Anthrax se base sur ce que, en raison de sa nature, il ne peut, pas plus que la nécrose d'un os, se guérir par résolution. Aussi, bien que M. Marjolin conseille d'essayer de faire avorter la maladie, en appliquant sur la tumeur et sur son pourtour des sangsues nombreuses dont il faut faire largement saigner les piqûres par des lotions d'eau tiède, je proscris toute application de sangsues ; d'abord, parce qu'elles ne sauraient avoir l'efficacité que leur attribue M. Marjolin et ensuite parce qu'il en résultera pour le malade une déplorable débilité dont, peut-être, le médecin sera inhabile à triompher.

Si l'on tient compte de la nature des causes auxquelles les médecins européens attribuent le développement de l'Anthrax, de l'âge, de l'état de santé et de fortune qu'ils admettent comme prédisposant à cette maladie, on ne laisse pas que d'être étonné de voir que, ne s'inquiétant que de la nature inflammatoire de la tumeur, ils recommandent d'avoir recours aux antiphlogistiques généraux.

A Pondichéry et dans l'Inde, l'absence de réaction fébrile, le dépérissement dans lequel tombera bientôt le malade, quelque robuste qu'il soit, quelque belles que soient les apparences de sa santé, l'impossibilité d'arrêter la marche de la maladie repoussent les antiphlogistiques généraux et surtout la diète.

Si, dès le début, les toniques et les reconstituants n'ont pas absolument leur raison d'être prescrits, le médecin ne changera au régime de son malade que ce qu'il aurait de malsain en lui-même et prendra bien garde, dans le cours du traitement, de laisser passer inaperçu ce moment où la constitution commencera à fléchir afin de pouvoir prescrire à temps les viandes rôties, les toniques, le vin, etc.

Les individus atteints d'Anthrax ne sont à l'abri d'aucune maladie ; ils ont été souvent atteints, à la Maison de Santé de Pondichéry, de la fièvre rémittente qui, depuis quelques années, y est contractée par tous ceux qui ont été affaiblis par des pertes de sang ou d'abondantes suppurations.

Je n'aurais pas besoin de dire que les maladies intercurrentes doivent être prises de bonne heure, traitées bien méthodiquement et avec de grandes précautions en prévision de l'atonie dans laquelle doit nécessairement tomber le malade.

Il faut toujours interroger les malades avec soin sur l'état de leur ventre, de leur appétit, de leur sommeil et régulariser les fonctions du ventre, exciter l'appétit, favoriser les digestions, provoquer le sommeil à l'aide des moyens appropriés, au moment même où l'on en aura reconnu la nécessité. Les natifs sont très-apathiques, très-résignés et craignent le médecin européen ; c'est pour cela qu'il faut être minutieux quand on les interroge. En faisant autrement, on s'exposerait à laisser passer l'opportunité ; ce serait une faute sans remède.

Pendant la période de réparation, les variations dans la couleur des bourgeons charnus, dans la nature de la suppuration, indiqueront qu'il faut s'inquiéter de l'état général du malade.

Mais, pour arrêter les progrès de la maladie, pour que, localement, elle ne devienne pas plus grave, pour que la surface de suppuration ne s'augmente pas, pour diminuer les chances d'un empoisonnement subitement mortel, il faut se hâter de faire l'incision de la tumeur. On peut la pratiquer d'après trois procédés.

Procédé de Dupuytren. —Dupuytren pratiquait, d'abord, une incision comme pour l'ouverture d'un abcès, selon un des diamètres de la tumeur dont la circonférence était dépassée et par le commencement et par la fin de l'incision. La tumeur étant ainsi coupée en deux, il enfonçait le bistouri à plat sous une des lèvres de la plaie qu'il venait de produire et faisait ressortir la pointe au delà du point correspondant de la circonférence de la tumeur ; redressant alors le tranchant et dirigeant en haut la pointe, il incisait vers lui et coupait ainsi de la circonférence au centre. Il y avait une incision en T. En répétant cette manœuvre sur l'autre moitié, toute la tumeur se trouvait divisée crucialement.

Ce procédé, applicable seulement aux petites tumeurs, a contre lui d'être long et douloureux.

Procédé ordinaire. — Je pratique, d'habitude avec un bon bistouri convexe, une incision en croix partant de la peau bien saine, allant se perdre au delà des limites de la tumeur et pénétrant jusqu'au tissu cellulaire. Si la tumeur n'est pas bien régulière, une des incisions correspond à son grand diamètre. Quelquefois, la forme de la partie où siége l'Anthrax, la configuration de l'épanchement ne donnent pas à l'incision cruciale toute la valeur qu'elle aurait dans une tumeur arrondie et libre : il faut alors pratiquer des incisions parallèles. C'est ainsi que chez M. W. F......, Européen né dans l'Inde, porteur d'un Anthrax placé à la nuque, j'ai pratiqué d'abord deux incisions parallèles, puis, le lendemain, une troisième incision semblable pour arrêter la marche du mal qui, du côté gauche, n'avait pas été bien limité. Chez M. G..., Européen né aussi dans l'Inde, et atteint d'un Anthrax à forme allongée au moignon de l'épaule, j'ai été forcé de pratiquer, à deux jours d'intervalle, deux incisions parallèles à l'axe du bras parce que la première tombant trop en dehors n'avait pas suffi pour limiter l'épanchement.

Procédé de Lallemand.—Quelle que soit la direction des incisions, si elles sont suffisantes et complètes, elles arrêteront le mal comme par enchantement ; la nécrosie du tissu cellulaire et la destruction de la peau seront limitées par un cercle plus ou moins régulier qui aura les incisions pour diamètres. Avec des incisions cruciales, les dimensions du cratère sont fatales comme elles devaient l'être dans la forme que Lallemand donnait à son incision pour arrêter plus sûrement les progrès d'un Anthrax.

Ce praticien faisait une incision circulaire aussi rapprochée que possible de la périphérie de la tumeur. A première vue, et après ce que je viens d'avancer au sujet de la forme nécessaire du cratère, il doit paraître non seulement indifférent d'inciser en croix ou circulairement , et même cette dernière forme d'incision a sa raison suffisante pour être préférée quand l'on songe que Lallemand l'avait adoptée. Il n'en est pourtant pas ainsi : non pas parce qu'il y a à craindre, comme le dit M. Marjolin, de voir tomber en mortification toute la peau et tout le tissu cellulaire compris dans l'aire de l'incision, puisqu'il faut que. quel que soit le procédé, cette peau et le tissu cellulaire sous-jacent soient éliminés, et qu'ils le seront aussi complètement par le procédé ordinaire que par l'incision circulaire, que, par conséquent, comme résultat, il n'y a aucun avantage, à préférer ; mais, parce que, le rapport de la circonférence au diamètre étant comme trois est à un , on épargne au malade, en faisant un incision en croix, un tiers de la douleur qu'il ressentirait pour une incision circulaire, et, qu'à étendues égales, les incisions courbes ne se font pas aussi vîte que les incisions droites. Dans un même moment, on peut, par le procédé de Lallemand, avoir à inciser circulairement toute l'épaisseur de la peau sur une étendue de trente à quarante centimètres et comme douleur, comme écoulement de sang, il n'est pas indifférent au malade d'avoir à subir une incision de cette longueur ou deux incisions n'en représentant que les deux tiers.

Ébranlé par la manière dont Vidal de Cassis raconte une expérience de Dupuytren (1) sur la valeur relative de l'incision cruciale et de l'incision en T, j'ai chargé M. Turquet, chirurgien de 3me classe, que je voulais impressionner d'une façon plus directe en lui faisant faire l'opération, d'inciser en T un énorme Anthrax situé sur le dos. Le lendemain toute la partie à droite de l'incision sur laquelle était tombée la branche du T était affaissée ; la période d'élimination y commençait partout, tandis qu'à gauche, la partie respectée était dure, saillante et douloureuse. Cet Anthrax était d'ailleurs si volumineux que, si le jugement de nos yeux avait été insuffisant, la précision du dire du malade nous aurait donné tous les renseignements nécessaires pour comparer la valeur des incisions en croix et des incisions en T. L'incision cruciale fut complétée, la tumeur s'affaissa, et les résultats obtenus, d'accord avec ceux de l'expérience de Dupuytren, que critique si vivement Vidal, démontrèrent que l'incision cruciale est indispensable. Chez ce malade l'élimination se faisait rapidement lorsqu'il fut trouvé mort sur son lit.

Si l'on avait affaire à des personnes pusillanimes, il faudrait avoir recours au caustique de Vienne ou à la potasse caustique qui, appliqués crucialement n'agiraient que bien lentement; on prescrirait plus tard des frictions d'onguent mercuriel et des cataplasmes aussi longtemps que le cratère ne se serait pas constitué.

Le traitement par des incisions intéressant toute l'épaisseur de la peau recouvrant le tissu cellulaire malade et allant d'une extrémité à l'autre de la tu-

______

(1) *Leçons orales*, t. IV, p. 113.

meur, préconisé par Dupuytren, Sanson, Marjolin,. Vidal, etc., et adopté par tous les praticiens anglais, vient d'être repoussé en ces termes par M. Nélaton : «Le traitement de l'Anthrax est tout-à-fait semblable « à celui du furoncle : On *proscrira* toute incision. » « L'instrument tranchant, » dit-il, « porté sur un tissu « enflammé, est une cause d'irritation violente soit par « la douleur qu'elle occasionne, soit par le contact de « l'air ou de tout autre corps étranger avec les lèvres. « de la plaie.»

J'avoue que, si j'avais eu connaissance de l'ouvrage de M. Nélaton quand j'ai commencé à traiter des Anthrax, en présence de son excessive habileté, de. sa réputation si répandue, j'aurais hésité à me servir de l'instrument tranchant.

Mais aujourd'hui, le fait accompli me domine. L'incision est douloureuse, c'est vrai ; mais elle amène un calme si profond, produit si rapidement l'affaissement de la tumeur, en limite si nettement les progrès quand elle est bien faite, réduit si vîte les dangers. d'une affection mortelle par elle-même, mortelle encore par ses conséquences quand elle est de quelque durée, que, malgré l'imposante autorité de l'habile professeur de clinique chirurgicale de la Faculté de Paris, je n'hésite pas à recommander avec instances les incisions profondes et étendues pratiquées dans un délai aussi rapproché que possible de l'apparition du mal pour arrêter les progrès. de l'*Anthrax indien.*

Quand la période d'élimination est survenue, lorsque le cratère est constitué, on fait les pansements avec de l'onguent styrax en prenant bien garde que, si, partout, la propreté est de règle étroite, nulle part, elle ne l'est plus que dans les pays chauds. La plus légère inobservance de ses lois donne souvent lieu à de regrettables accidents, surtout lorsque l'on fait usage de cataplasmes. Si l'on ne prend pas soin, quand on les renouvelle, de lotionner les parties qu'ils ont recouvertes avec de l'eau chaude et du savon, on s'expose à les voir devenir le siége d'éruptions furonculeuses qui déterminent de la douleur et de l'insomnie et contribuent à augmenter la débilité du malade.

Dans cette période, les pansements demandent à être fréquents ; la plaie sera, chaque fois qu'on les fera, lavée avec de l'eau chlorurée. Dès que les parties mortifiées se seront détachées, on emploiera les excitants topiques. Je suis parfois forcé de prescrire des pansements avec du vin aromatique fortement excité avec de l'alcool camphré pour arriver à réveiller la vitalité de la surface ulcérée.

Si les bords de l'ulcère sont décollés, ce qui arrivera toutes les fois que le malade abandonné à lui-même aura été assez heureux pour survivre aux dangers des périodes d'ulcération et d'élimination, à l'affaiblissement qui détermine une abondante suppuration, je conseillerai d'avoir recours à une opération qui m'a toujours réussi. Je veux parler de la cautérisation des bords sains de l'ulcère, à quelques millimètres en dehors du point où la peau cesse d'exister, à l'aide du crayon de nitrate d'argent humecté et frotté sur la peau jusqu'à ce qu'elle subisse une légère modification dans sa couleur. L'opération est sans douleur; mais, au bout de quelques minutes, la partie crayonnée devient chaude, brûlante, très-douloureuse, l'épiderme décollé par une abondante sérosité se déchire. Plus tard, des bourgeons charnus de bonne qualité se développent sous le feuillet décollé de la peau qui s'aplatit, se recolle, et la cicatrisation fait des progrès rapides. Chez les hommes débiles, on est obligé, quelquefois, de renouveler cette opération.

Les amers, le fer, le vin, les viandes rôties, doivent être prodigués pendant la période de réparation.

Dans ce pays, les préjugés des natifs gênent trop souvent le médecin quand il veut administrer des bouillons et du vin. Mais, en mettant le bouillon dans une bouteille étiquetée et en disant que c'est un *maroundou*, un médicament fourni par la pharmacie, en évitant de donner au vin son nom vulgaire de *sharayon* et en disant que c'est encore un *maroundou*, on trouve un compromis qu'acceptent sans avoir l'air de s'en douter, les malades qui perdraient leur caste si l'on venait à savoir positivement qu'ils ont consommé de la nourriture animale et bu du vin et que n'ont pas l'air de soupçonner, aussi longtemps qu'il n'y a pas une trop grande notoriété, les natifs les plus rigoureux sur les devoirs de la caste.

Cependant il faudrait prendre garde que le malade ou toute autre personne sût que des Pariahs aient touché aux préparations destinées à un homme de caste ; il est probable qu'il les refuserait impitoyablement. Mais comme, avant d'être des réformateurs d'abus ou des destructeurs de préjugés , rudes et ingrats métiers dont, dans ce pays, les hommes qui ont le plus de cette vocation finissent par se dégoûter devant l'immobilité du *mamoul* (l'usage), les médecins ont des devoirs professionnels supérieurs aux entraînements de leurs opinions politiques et humanitaires, ceux qui auront à exercer dans l'Inde feront bien de se rappeler qu'ils ont avant tout à soulager et à guérir et que s'ils se heurtent à des préjugés qu'ils ne peuvent renverser, ils perdront la confiance que l'Hindou donne si difficilement à un Européen par cela même qu'il sait que celui-ci rit de ce qu'il nomme ses droits et ses devoirs. Il vaut donc mieux respecter ces préjugés dans ce qu'ils n'ont pas de nuisible à la guérison du malade et se rappeler qu'avec un peu d'adresse et beaucoup de discrétion on fera, quelquefois , faire en secret à un Hindou des choses d'une nature telle qu'il préférerait mourir sous le rotin plutôt que de les accomplir devant témoin.

Il y a quelques années qu'une action judiciaire intentée à un natif de caste à qui un médecin européen avait su rendre obligatoire l'usage de la viande, par celui qui avait fourni ces aliments, est venue révéler ce qu'il est possible de faire avec de l'adresse et de la discrétion.

La tableau ci-dessous est un relevé fait sur les registres de la Maison de Santé de Pondichéry des cas d'Anthrax qui y ont été traités depuis environ trois ans. Quelque peu nombreux que soient ceux qui s'y trouvent mentionnés, ils le sont assez pour faire admettre l'endémicité et la léthalité de cette maladie, surtout si l'on songe qu'une très-faible partie de la population vient se faire traiter dans cet établissement.

NOMS.	AGE.	CASTE.	DATE	
			DE L'ENTRÉE.	DE LA SORTIE.
Externes.				
Miraby............	30	Musulman.	19 avril 1857.	25 mai 1857.
Mouttalouchetty.	45	Chetty.	15 sept. 1857.	3 décembre 1857.
Oumabadiayer...	55	Brahme.	17 nov. 1857.	mort le 17 nov. 1857.
Candassamy	55	Pally.	23 déc. 1858.	3 février 1859.
Ayassamy......	55	Chetty.	5 oct. 1858.	25 décembre 1858.
Internes.				
André Decosta..	65	Topas.	10 mars 1858.	10 mai 1858.
Parassouramin...	68	Cavaré.	19 mars 1858.	18 avril 1858.
Ayelounaïk......	56	Cavaré.	9 sept. 1858.	mort le 20 sept. 1858.
Ellapin.........	60	Pally.	30 déc. 1858.	24 janvier 1859.
Meyelle	52	Paria.	8 janv. 1859	mort le 9 janv. 1859.
Lalarow	55	Mahratte.	1er avril 1859.	30 avril 1859.
Aroumougom...	60	Pally.	1er oct. 1859.	20 janvier 1860.
Franç. Templier.	68	Topas.	22 janv. 1860.	mort le 17 féc. 1860.
Samuel.........	65	Paria.	31 mars 1860.	en traitement.

Un nouveau cas d'*Anthrax indien* s'est présenté à mon observation, ce matin, 3 avril 1860, au moment même où l'on tirait cette feuille.

Il a son siége sur la partie moyenne et inférieure de la nuque, en inclinant sensiblement à droite.

La personne qui en est atteinte est une religieuse de race blanche, âgée d'environ 60 ans, née à Maurice et depuis très-longtemps dans l'Inde.

Il n'y a pas de symptômes généraux